U0281382

每天10分钟睡眠练习

获得深度、自然、纯净的睡眠

The Little Book of Sleep

The Art of Natural Sleep

[英] 内里娜·拉姆拉罕（Nerina Ramlakhan） 著

廉慧红 仁虚 译

电子工业出版社

Publishing House of Electronics Industry

北京·BEIJING

The Little Book of Sleep:The Art of Natural Sleep by Nerina Ramlakhan
ISBN:9781841815961

本书中文简体字版经由Octopus Publishing Group授权电子工业出版社独家出版发行。未经书面许可，不得以任何方式抄袭、复制或节录本书中的任何内容。

版权贸易合同登记号 图字：01-2024-5445

图书在版编目（CIP）数据

每天10分钟睡眠练习：获得深度、自然、纯净的睡眠／（英）内里娜·拉姆拉罕（Nerina Ramlakhan）著；廉慧红，仁虚译. -- 北京：电子工业出版社，2025. 1.
ISBN 978-7-121-49223-5

Ⅰ. R338.63-49
中国国家版本馆CIP数据核字第2024579PJ9号

责任编辑：刘琳琳
印　　刷：北京瑞禾彩色印刷有限公司
装　　订：北京瑞禾彩色印刷有限公司
出版发行：电子工业出版社
　　　　　北京市海淀区万寿路173信箱　邮编：100036
开　　本：787×980　1/32　印张：3　字数：48千字
版　　次：2025年1月第1版
印　　次：2025年1月第1次印刷
定　　价：64.00元

凡所购买电子工业出版社图书有缺损问题，请向购买书店调换。若书店售缺，请与本社发行部联系，联系及邮购电话：（010）88254888，88258888。
质量投诉请发邮件至zlts@phei.com.cn，盗版侵权举报请发邮件至dbqq@phei.com.cn。
本书咨询联系方式：（010）88254199，sjb@phei.com.cn。

总　　序

穿越生命的惊涛骇浪

"回首向来萧瑟处，也无风雨也无晴。"——苏轼

2015年8月31日，我濒死的记忆。

一杯咖啡、一块巧克力慕斯蛋糕，伴随着胃部剧烈的翻腾，我的呼吸竟然彻底地失控了！

我感觉自己快要死了，口头遗嘱、急诊、氧气面罩、24小时心率监控……那时的我绝对无法相信这些痛苦是为了把我带进正念冥想的殿堂。

急性焦虑症的一个典型症状就是惊恐发作。当遭遇危险时，最高级别的"风暴"就会引发铺天盖地的"海啸"。茫茫"荒野"令人手足无措，而我当时正身处其中。我在这片漫无边际的"荒野"中摸索了3年，直到遇见正念，昔日的痛苦烟消云散，我终于驯服这头失控的"野兽"。

我开始体验活在当下，感受阳光暖暖地洒在脸上；第一次"触摸"到自我的存在；渐渐地，我能清晰地看见我的各种"偏见"，我耐心地解开一道道枷锁，重获自由和力量！那种感觉，就好像站在高山之巅，一切尽收眼底，你看见了自己的限制、自己的潜能，然后，尽情释放！

2018年，我开始把正念导入职场，帮助企业精英提升自我管理和效率。2020年，我辞去奋斗了15年的人力资源工作，开设了正思维工作室，全心全意奔赴正念导师的生涯。5年来，我与无数人一起工作，亲眼见证了他们从正念冥想中的蜕变和升华，他们说："我工作中的困惑可以通过正念来解决。"（某豪华酒店总裁）"通过正念练习，我第一次感觉到了安全感！"（世界500强企业项目负责

人）"我找到了对治分神和失眠的有效方法。"（世界500强企业项目经理）"同事的抱怨少了、笑容多了，我感受到满满的正能量。"（世界500强企业项目主管）"放空、放松，我感觉脑子转得快了，能量直往身体里面钻。"（某民企董事长）"今天吃的这颗葡萄干是我这一生吃到的最美味的葡萄干。"（某科技公司部门主管）"我发现我长这么大才开始学会走路！"（某企业人力资源部经理）当我越深入做企业项目和个案辅导时，越深刻地发现：正念，是每个人的必修课！它能帮助我们在面对情绪风暴的时候，找到那个平静安定的"暴风眼"，让你看破焦虑和抑郁背后的谎言。它能带给你冷静、专注和"心流"状态，让你体验激光般的聚焦所带来的效率和创造力。它能融化你内心的坚冰，还你温暖和幸福。

正念，作为一种存在之道，或者作为一种智慧的生活方式，能够在我生命的至暗时刻，帮你找到锚点，重建希望，看见光明，激发潜能。

在这个多变、动荡、复杂、模糊的时代（VUCA），如果你想重新找回掌控感、平静、力量和勇气，这套袖珍手册就是向导和方法。

愿你能触及正念，于所在之处，找到勇气、爱与自由。

致以美好的祝福！

廉慧红　正思维企业管理顾问有限公司　首席正念导师
仁　虚　正思维企业管理顾问有限公司　首席正念顾问

扫码添加世纪波小书童企业微信，加入正念社群，与我们一起实践正念，幸福生活。

本书译者

廉慧红

正思维创始人兼首席顾问，全球TOP3汽车公司HRD，15年组织发展及变革管理深度实践者，香港大学双专业研究生。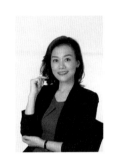

国际教练联盟ICF认证正念教练，美国加州健康研究院认证正念导师，国际版权认证企业正念引导师，©正念复原力©正念领导力课程设计者，美国Mind UP课程教学师资。MBTI、Wiley Disc、领越领导力国际版权课讲师。

服务客户：日立集团、东芝、全兴集团、广州万宝井、广州四季酒店复明集团、新世界(中国)、广东新丽集团、广州威来材料、比亚迪佛吉亚、联友科技、风神集团、伊藤忠商事、岭南控股(华师外校)三池公司、木桥公司、汽车城公司、科锐公司、阿里集团(Welbilt慧而特)、香港FWD富卫保险、深圳汉宜、佛山南海云路灯饰、南海盛财包装、华南理工大学、华南农业大学、运城学院、友邦保险等。

仁　虚

斯里兰卡佩拉德尼亚大学哲学博士，中国江苏佛学院慈恩学院讲师，中国江苏无锡灵山祥符禅寺后堂。

美国麻省正念中心MBSR正念减压合格师资，英国牛津正念中心受训正念认知疗法教师，英国牛津正念中心受训正念认知生活教师，美国CMSC静观自我关怀中心MSC正式师资，正念冥想教师认证项目(MMTCP)认证师资，美国正念导师培训(MMT)师资。钻石途径亚洲学员(Diamond Approach Asia)元幸福·幸福力课程导师。

《觉知的力量》《当下的力量》网络课程答疑导师。

目　　录

引　言

> "睡眠是将健康与身体联系
> 在一起的金线。"

托马斯·德克（Thomas Dekke）

还有什么比睡个好觉更好的事情吗？当我们醒来时，感觉神清气爽、快乐，并对未来的一天充满期待。

失眠的历史也许可以追溯到我们祖先的时代。他们生活在一个非常不安全的世界，如果回到山洞里，在树叶垫上昏睡七八个小时可能是危险的。如果他们这样睡觉的话，人类可能就灭绝了！所以有时候我们不睡觉是因为我们需要保持警惕并处理生活事务；我们有能力应对睡眠不足的问题。

然而，一夜又一夜的睡眠不好可能对我们的身体会造成损害。我们生来就有三分之一的时间在睡觉，我们确实需要睡眠。现代生活的节奏很快，尽管科技不断进步，本来是为了让事情变得更容易，但对我们的时间和精力提出了更多的要求——有更多的待办事项清单、更少的关机时间，当然，我们的休息时间也更少。毫不奇怪，近年来，安眠药的使用量急剧增加。越来越多的人遭受疲惫、倦怠和心理健康问题的困扰。根据美国医学研究所的调查，估计有5000万~7000万美国成年人存在睡眠问题。现在，我们或许比以往任何时候都更需要用睡眠来重新平衡、修复和补充一天的需求。

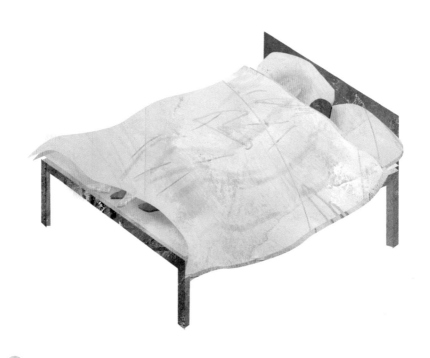

什么是良好的睡眠？

睡个好觉意味着什么？这不仅仅是睡眠量的问题，还涉及获得正确的睡眠类型和质量。

我用梵文单词Sattvic来描述我们应该获得的睡眠品质——纯净、深度、自然和疗愈。

在这种睡眠中，你醒来时会感到神清气爽、充满活力，并对接下来的一天充满期待。它不仅治愈了我们，也治愈了我们周围的人。我们微笑着醒来，这种能量具有感染力；它影响我们所爱的人、我们在工作旅程中遇到的人、我们的同事和客户以及我们所做的工作。当我们深度睡眠时，会在多个层面恢复活力。

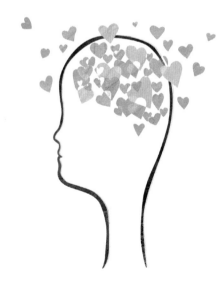

● 身体层面：我们醒来时充满了能量和活力去完成一天的任务。身体得到修复，免疫系统得到增强。

● 情感层面：我们能够以开放的心态充分参与人际活动，并应对生活中不可避免的起起落落。

● 精神层面：大脑得到清理和重组后，即使在面对爆满的收件箱和不断的技术需求时我们也会感到充满创造力和专注力。

● 心灵层面：我们可以充满意义、充满激情和灵感地生活，找到时间做我们真正关心的事情。

自然睡眠使我们能够成为最好的自己——让我们的生活充满目标和意义。

与生俱来的能力

休眠是生命周期的一部分：为了苗壮成长，田地必须休耕，动物必须睡觉或冬眠。研究人员一直在研究植物的昼夜循环。

18世纪，瑞典博物学家卡尔·林奈（Carl Linnaeus）观察到，黑暗地窖中的花朵也会继续开放和凋谢。

在19世纪，查尔斯·达尔文(Charles Darwin)记录了植物叶子和茎的夜间运动，并将其称为"睡眠"。最近，奥地利、芬兰和匈牙利的科学家使用先进的红外激光扫描技术拍摄了睡眠中的树木。他们的结果

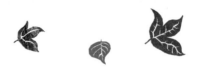

（记录在Frontiers in Plant Science网站）表明，整棵树在夜间下垂。此外，他们测量了高度约为5米的树木，其叶子的位置变化约为10厘米。

自然的振荡过程被编码在我们的DNA中。这在生物学领域有详细的记录，被称为时间生物学。该领域研究时间（特别是节律）对生命系统的影响。研究发现，自然界中的一切都遵循能量消耗和休息的自然节律。

睡眠是生物与生俱来的能力，遵循与自然同步的内在节律——光明与黑暗的周期、季节的变化、月亮的盈亏以及潮汐的运动。但当今忙碌的生活方式和不断涌入的信息"轰炸"我们的大脑，已经削弱了我们与这种自然能力的连接。为了获得自然睡眠，我们需要重新唤醒这些知识。

如果你的睡眠问题已经持续很长时间，你可能会觉得根本不可能获得这种品质的睡眠。我想向你保证——这是可能的。你只需要知道如何触发它。

深度生活，深度睡眠

如果整个大自然都沉睡了，那么睡眠为什么对我们来说却如此困难？为什么我们变得如此脱节？

电子设备令人惊叹、易于使用且极具吸引力，但它们会对我们的健康、睡眠模式、精力水平产生负面影响。问题不在于技术，而在于我们使用技术的方式。我们生活在表层，在这个过程中，我们失去了与内心的连接，这是我们疗愈、节律和启发身体的智慧的真正来源。

为了拥有深度睡眠，我们需要深度生活。这意味着我们需要重新与内心的平静建立联系。毫不奇怪，在西方世界，随着越来越多的人寻求内心的平静来平衡疯狂的生活节奏，瑜伽和正念等练习变得流行。

最近的科学研究表明，花时间多沉浸在大自然中可以使我们与曾经的睡眠节律重新连接，从而极大地改善我们的睡眠。美国科罗拉多大学博尔德分校的研究员肯尼思·赖特（Kenneth Wright）在2013年进行了一项研究（自然光暗循环对人类昼夜节律时钟的影响），他派人在为期一周的夏季露营旅行中，了

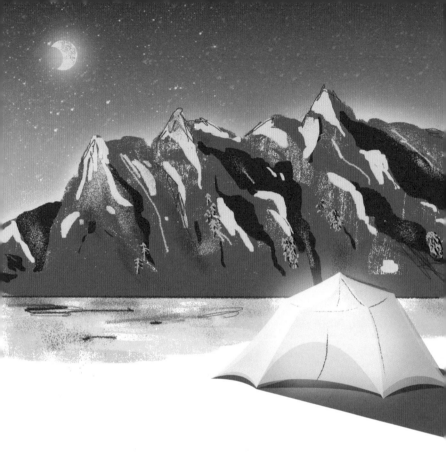

解他们的生物钟在没有电子设备和仅有自然光的情况下如何变化。旅行前后，他测量了这些人的睡眠激素——褪黑激素的水平。赖特发现，人们的生物钟在现代环境中延迟了两小时，但待在大自然中一周后，他们能够重新校准生物钟。

个人使命

我热衷于帮助人们入睡。我也有睡眠问题。

当我6个月大时，处于绝望中的母亲带着我四处求医。我是一个焦躁不安的人。这种焦躁不安一直持续到我30多岁，我病得很重。此时，我已经获得了神经生理学博士学位，但生病让我承担了更多了解睡眠的个人使命。

我开始进入大公司做关于睡眠的演讲。10多年来，我在一家精神科诊所工作，为患有严重心理健康问题的患者深度治疗睡眠障碍。我还治疗过英超足球运动员、学童、压力重重的母亲和流行歌手。简言之，我花了近25年的时间来解决各种睡眠问题。但我仍然想了解更多……因此我开始深入研究古老的东方科学，如传统中医和阿育吠陀（见第17~22页）。

通过将从西方科学中学到的知识与这些古老的医学体系相结合，我开始对如何帮助他人以及我自己拥有深度睡眠和恢复性睡眠有了更全面的看法。

睡眠是一种放弃控制的行为。这是一种信任行为和信念感。当我们感到安全时，深度睡眠就会发生。

　　正如浸信会牧师林恩·卡斯特尔·哈珀（Lynn Casteel Harper）所说："学会尊重身体的需求，并将其作为我们人类的神圣部分，这也是灵魂的部分。"因此，我对这些无法入睡的人的疗愈以及我对自己的疗愈，都是深入的灵魂工作。

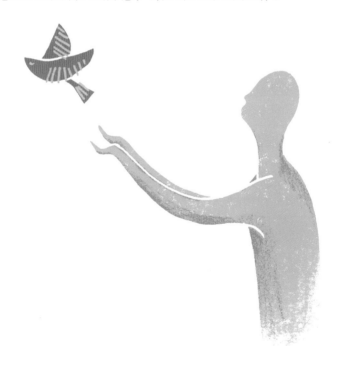

睡眠的奥秘

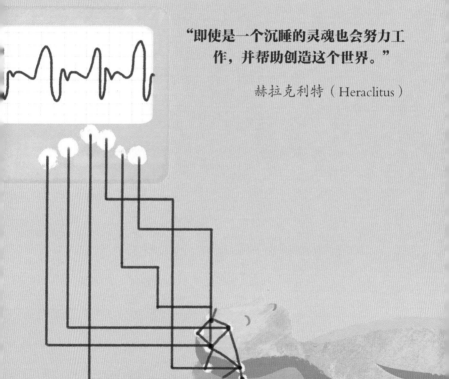

"即使是一个沉睡的灵魂也会努力工作，并帮助创造这个世界。"

赫拉克利特（Heraclitus）

测量睡眠

我们为什么睡觉？当我们睡觉时，到底发生了什么？睡眠科学家长期以来都在寻找这些问题的答案。睡眠测量通常在睡眠实验室进行。技术人员将电极连接到人的头部进行三种类型的测量，测量产生的图片称为多导睡眠图。

● 大脑的活动通过脑电图（Electrorncephalography，EEG）来测量。它可以测量睡眠的不同阶段。

● 肌肉活动通过肌电图（Electromyography，EMG）来测量。清醒时和睡眠时的肌张力因睡眠阶段而有所不同。

● 睡眠期间的眼球运动通过眼电图（Electrooculography，EOG）来测量。这有助于识别快速眼动（Rapid Eye Movement，REM）睡眠，在此期间，我们经常做梦。眼球会做出特征性的运动，向我们表明人正在进入快速眼动睡眠。

睡眠周期

我们的睡眠周期大约为90分钟。事实上。在一整天中，我们的能量是波动的，所以有时我们会感到精力充沛和警觉，有时我们只想小睡一会儿。每个睡眠周期由五个阶段组成：第一阶段和第二阶段是浅度睡眠阶段，第三阶段和第四阶段是深度睡眠阶段，第五阶段是10~15分钟的快速眼动睡眠阶段。

在睡眠期间，我们的肌肉会变得僵硬，以阻止我们按照梦境付诸行动。我们为什么会做梦？有一种理论认为，我们通过做梦来整合一天的信息，这样当我们醒来时就能感到精神集中和机敏警觉。

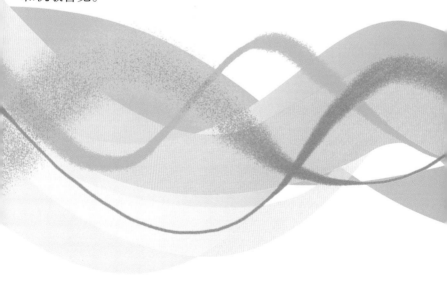

我们的大脑在白天受到信息的轰炸，因此晚上归档、筛选和排序的过程对于优化我们的认知功能至关重要。

随着夜幕降临……

当太阳落山并且我们所处的环境中的光照水平降至200勒克斯（约40瓦）以下时，大脑中的松果体就会接收到信号，启动褪黑激素的产生机制，使我们开始感到困倦。松果体的控制中心——腺体被称为昼夜节律计时器。体内每个细胞的复杂功能都受到昼夜节律计时器的调节，这就是我们在跨越时区时会遇到时差的原因。

你的身体渴望睡眠，这被称为睡眠内驱力。在一整天里，你对睡眠的渴望都在增强，当它达到某个点时，你就需要睡觉了。当你精疲力竭时，你甚至可以在睁着眼睛的情况下进入一两秒钟的微睡眠。然而，白天小睡太久会降低身体的睡眠动力，从而影响你晚上的睡眠。

像我们的祖先一样睡眠

关于我们如何睡眠的一个观点来自对我们祖先的睡眠模式的研究。科学家研究的历史文献表明，前工业化家庭的睡眠有两个周期，它们有时被称为"第一次睡眠"和"第二次睡眠"。

每个周期持续大约4小时，但在两个周期之间会有2~3小时，我们的祖先可以在其中进行各种活动，例如谈话、阅读、祈祷或身体亲密接触。此外，他们可能会在下午小睡一下，以消除疲劳。

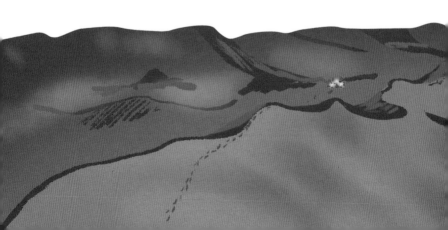

这种睡眠模式被称为"分段睡眠"。这解释了为什么我们经常在凌晨（通常是凌晨2点或3点）醒来，感觉非常清醒。这是正常的。事实上，许多高产的创意人士在一天中的这个时候会取得最好的工作成果。在当今世界，睡眠和休息已变得非常宝贵，我们不断寻找提高工作效率的方法，分段睡眠已成为过去式。现在，许多人反而担心在晚上的这个时候醒来。正是这种担忧会阻止我们再次入睡。

在凌晨，分段睡眠问题往往显得较为严重，而在白天的晴朗光线下，这可能只是小问题。只要知道这一点，就能帮助你在下次发现自己在凌晨醒来时摆脱忧虑循环。

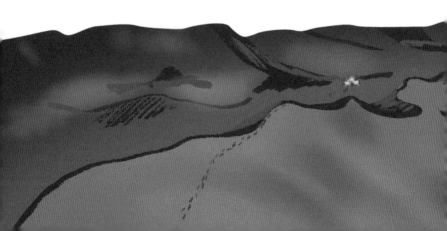

东方视角

西方研究增进了我们对睡眠的科学理解，但当这些知识与几千年前的古代文化所沉淀的知识相结合时，我们就可以开始全面地了解睡眠对我们的真正作用以及为什么它具有巨大的治愈潜力。

根据东方文化的视角，深度睡眠具有精神作用，据说可以与神圣能量源建立连接。我注意到，当睡眠不好时，人们会变得沮丧并开始失去生活的乐趣。

中医

很久以前，中医就发现了"生物钟"，它可以帮助我们了解能量在体内流动的方式，以恢复不同器官的功能。"生物钟"关系能量和我们的器官系统在一天中的运作方式。当我们观察夜晚时（正如我们在第18页的图中所标注的那样），它使我们知道为什么更好地了解睡眠周期和阶段很重要。它还解释了为什么我们需要在特定时间睡觉和起床才能保持最佳的状态。

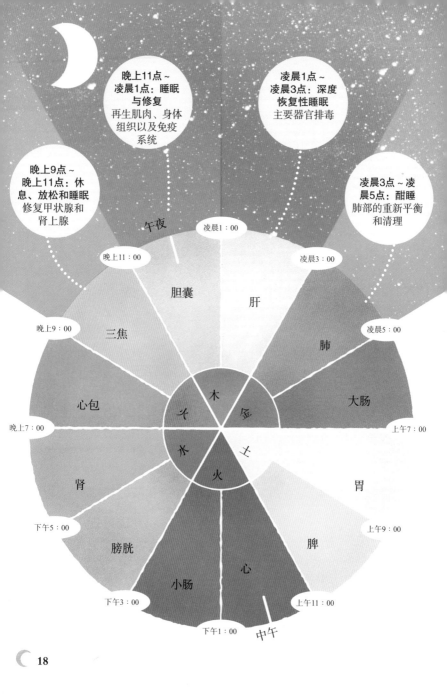

晚上11点~凌晨1点：睡眠与修复
再生肌肉、身体组织以及免疫系统

凌晨1点~凌晨3点：深度恢复性睡眠
主要器官排毒

晚上9点~晚上11点：休息、放松和睡眠
修复甲状腺和肾上腺

凌晨3点~凌晨5点：酣睡
肺部的重新平衡和清理

午夜

凌晨1:00

晚上11:00

凌晨3:00

胆囊

肝

晚上9:00

凌晨5:00

三焦

肺

木 金

心包

火 土

大肠

晚上7:00

水 火

上午7:00

肾

胃

下午5:00

膀胱

上午9:00

脾

小肠

心

下午3:00

上午11:00

下午1:00

中午

18

多年来的睡眠治疗工作使我能够了解当我们睡眠不好时情绪和精神会发生什么。我所学到的内容符合中医理论，它强调选择正确的睡眠类型、获得适当的睡眠量和养成良好的睡眠习惯的重要性。反复错过重要的睡眠阶段会导致身体和情绪失衡。

良好睡眠的最重要方面如下。

● 放松身心准备睡觉：在晚上9点～11点上床睡觉或休息可以让我们获得良好的睡眠。这段重要的休息时间可以重新平衡肾上腺素和甲状腺素的分泌，并有助于重置和重新平衡我们的新陈代谢。

● 平衡压力荷尔蒙：在晚上9点～11点，交感神经和副交感神经系统会重新平衡，肾上腺素、去甲肾上腺素和皮质醇水平会下降，白天积累的压力会趋于消解。大脑还会进行重要的清理工作，它让我们醒来时感觉头脑敏捷而清晰。

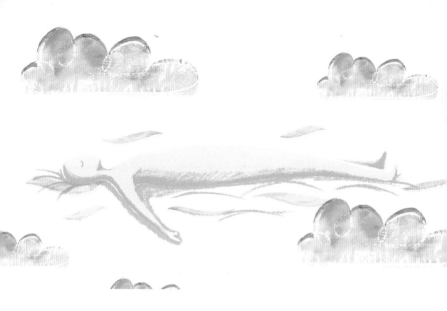

- 凌晨1点～凌晨3点的深度睡眠：这是深度睡眠最能治愈身心和精神的时间。在中医理论中，这被称为"肝时"，因为这是肝脏过滤和净化血液以及补充我们的气（生命能量或生命力）的时候。恐惧和愤怒的情绪也在这段时间得到缓解。

- 让身体有时间进行清理：在凌晨3点～凌晨5点，肺部会释放废物，这就是吸烟者可能咳嗽的时间。在这段时间，痛苦或悲伤的情绪也会得到舒缓。

印度阿育吠陀科学

阿育吠陀被称为生命知识，它可以帮助我们深入了解睡眠，特别是睡眠不平衡方面。这是一门整体科学，始于5000多年前，当时印度僧侣正在寻找不同的保健方法。他们相信，优化健康不仅能让他们在身体上得到发展，在精神上也会得到升华。他们用古代梵文收集了大量的结论和建议文本（如《梨俱吠陀》），从而为子孙后代将阿育吠陀保存了下来。

梵文Sattvic源自单词Sattva，在阿育吠陀科学中，它属于三种自然属性或能量类型之一。这三种自然属性的具体情况如下。

- Sattva：源自词根sat，意思是"存在"。这是一种无事可做的状态，一种深深的平静安宁的阶段，是平衡的终极状态。

- Rajas：源自词根raj，意思是"发光"。这是一种活跃且忙碌的状态，此时的头脑往往过于活跃。

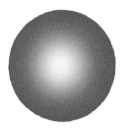

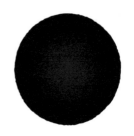

● Tamas：源自词根tam，意思是"灭亡"。在这种沉重、迟钝、惰性、停滞的状态下，头脑会变得不再活跃。

　　我们需要将三者平衡才能够清晰、冷静和创造性地思考，并找到应对生活挑战的方法；Rajas式的能量使我们能够将这些解决方案付诸行动；当挑战被克服时，Tamas式的能量使我们能够放慢速度并结束活动。

　　我们的目标是达到自然睡眠的平衡状态，但在这个如此苛刻和狂热的世界里，很多人发现他们的能量和睡眠模式在激情的Rajas和消沉Tamas两个极端之间剧烈波动：过度活跃、过度刺激、无法放松，急剧演化为慢性疲劳和疾病，即进入"疲惫且紧张"的状态。

　　Sattva睡眠让人感觉睡得深沉并能恢复活力；Rajas睡眠断断续续，充满梦境、想法、言语甚至歌曲，并且让人经常醒来和担心；Tamas睡眠非常深——就像昏过去了——倾向于睡过头，但醒来时又感到疲倦、无精打采、想要更多的睡眠。这种Tamas式的不平衡甚至会导致人抑郁和绝望。

睡眠的问题

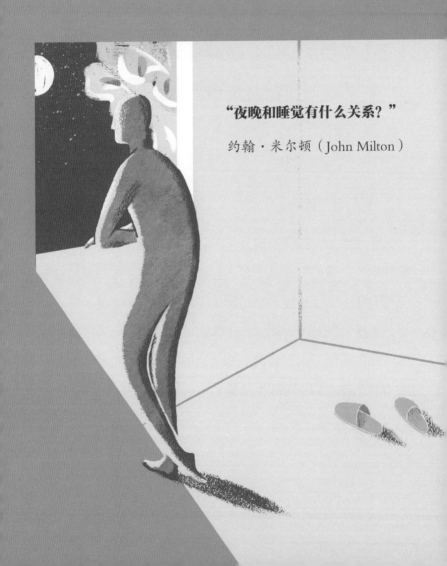

"夜晚和睡觉有什么关系？"

约翰·米尔顿（John Milton）

为什么我睡不着？

最常见的睡眠问题如下。

- 入睡困难（睡眠启动）。

- 难以保持睡眠状态（睡眠维持）。

- 睡过头，但醒来仍感到疲倦（睡眠过多）。异态睡眠，如做噩梦或梦游、说梦话、磨牙（磨牙症）。

- 不宁腿综合征。

- 打鼾和睡眠呼吸暂停。

除此之外，我还发现另一种睡眠问题，我称之为"'谁需要睡眠？'障碍"，这不是一种公认的疾病，但我看到很多人觉得自己不需要睡觉。对他们来说，睡眠是次要的，是一种奢侈，甚至可能是一种弱点。牛津大学的一位研究人员将此描述为"睡眠傲慢"，即我们不断地试图通过与我们与生俱来的驱动力和生物钟做斗争来不断满足生活给我们提出的要求，竭尽全力把事情做好。

你是有智慧的：睡眠案例

我曾经辅导过一位著名的足球运动员，他经常担心自己会在一场重要比赛的前一天晚上睡不着觉。他担心如果睡不好觉，第二天就无法发挥最佳状态。

我们都会时不时地产生这样的担忧，它可能发生在考试或重要面试的前一天晚上，或者婚礼的前一天晚上！

一个非常典型的场景是"周日夜晚综合征"，你在每个周日晚上都无法入睡，这基于你对未来一周的预期。你告诉自己："我今晚必须睡个好觉，因为我下周会很忙。"这个问题有时被称为"猴子思维"，这种思维方式可能会导致我前面提到的一些慢性睡眠问题——对睡不着觉的恐惧是你无法入睡的原因。

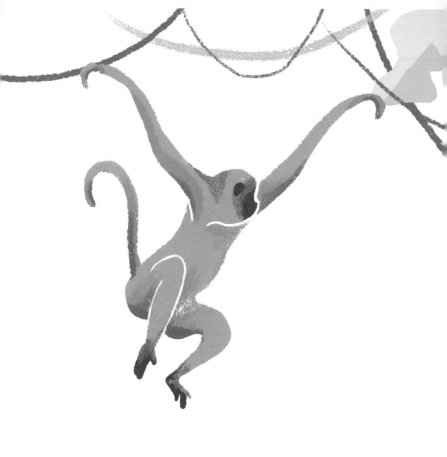

那么，当你需要睡觉时，如何安抚自己的心态呢？首先，你不需要担心如果不能入睡就会有灾难降临到你身上。其次，睡眠至关重要，不睡觉——尤其是一夜又一夜——对你的健康和福祉没有好处，但是你如果有了完备的工具，就可以应对睡不好的奇怪夜晚。

睡眠并不是我们获取能量的唯一途径

我们的能量不仅来自良好的睡眠，还来自我们吃的食物、进行的锻炼、呼吸的方式、人际关系以及思考和使用心智的方式。获取能量最重要的方面可能与如何滋养我们的心灵和精神有关。回想一下，当你坠入爱河或对一份新工作、新项目感到兴奋时——你可能会发现你甚至不需要睡觉，因为你太兴奋了，第二天你依然感觉很好。事实上，你可能会一直感到精力充沛和快乐。因此，在考试或面试前没睡好，第二天仍然可能会表现出色。

当我向这位足球运动员解释这一点时，他开始改变对睡眠

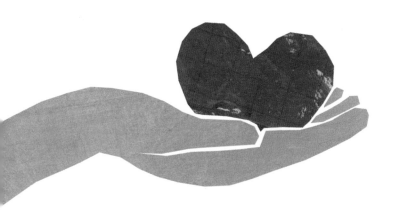

的看法。他意识到第二天他会没事，甚至会很棒。随着态度发生变化，他与睡眠的关系也发生了变化。现在，他在重要比赛的前一天晚也上会睡得很好。

我们需要放松对待睡眠的态度。请记住，睡眠就是放弃控制。这需要学会放下并相信我们自己足够有智慧。

当"猴子思维"阻止你入睡时，以下一些事情可以让你放心。

- 夜间醒来是完全正常的。睁着眼睛睡觉是可以的。

- 是的，当你读书或看电视时，你的睡眠时间可能比你想象的（或测量的）要多。

- 有时候睡不好很正常。

所以，别担心了。放松肩膀，放松眉心，放松下巴，深呼吸……然后呼气并放下。

信任。

安睡。

你的睡眠类型

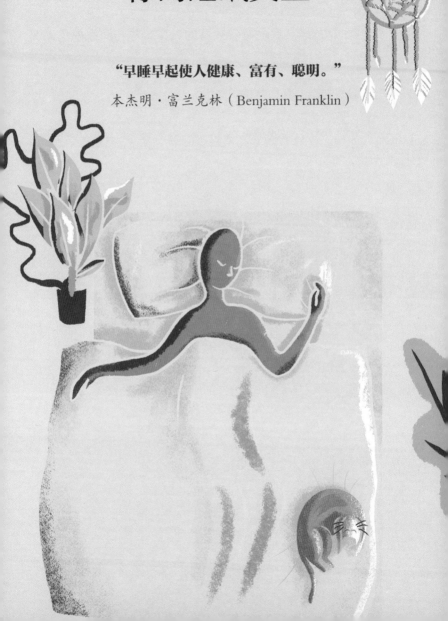

"早睡早起使人健康、富有、聪明。"

本杰明·富兰克林（Benjamin Franklin）

你与睡眠的关系

我们每个人都与睡眠有着独特的关系。你与睡眠的关系是怎样的?

● 你和睡眠有什么样的关系?

● 你喜欢什么时间睡觉?

● 你喜欢睡在床的哪一边?

● 睡觉前你喜欢做什么? 这样做真的能帮助你入睡吗?

● 你享受睡觉吗?

● 你是否将睡眠视为优先事项, 还是将其视为一种奢侈——如果没有其他事情需要做, 你才会睡觉?

● 你害怕晚上睡觉吗?

● 你知道要做些什么才能睡个好觉吗?

你是哪种类型的睡眠者？

　　查看你的睡眠偏好和睡眠倾向的一种方法是查看你的生物钟类型——无论你是早起的人，还是晚睡的人，以及这如何影响你全天的能量节律。人们认为，生物钟可能会受到遗传因素的影响，尽管我相信我们的能量和睡眠模式可能会受到我们从童年习得的行为和我们选择的生活方式的显著影响。

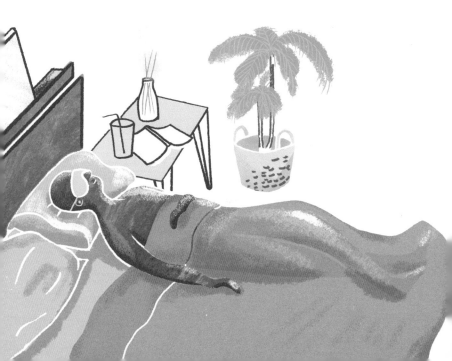

敏感睡眠者和马提尼睡眠者

根据我对20年间接触到的许多不同睡眠类型的人的研究总结，我提出了两类睡眠类型：敏感睡眠者和马提尼睡眠者。我的客户发现这种区别很有帮助，因为这不仅让他们对自己的睡眠方式有了宝贵的洞见，而且还让他们了解自己是谁。

如果你是一个敏感睡眠者，那么你可能会被最轻微的声音吵醒。你可能对图像、声音和气味敏感。你阅读的内容或在电视上观看的内容以及睡前的对话都会影响你的睡眠能力和睡眠状态，甚至会影响你的梦。敏感睡眠者通常更喜欢睡在自己的床上或睡在床的某一侧。他们往往有一个最喜欢的枕头，甚至会带着它乘坐飞机！

敏感睡眠者可能会过度善解人意并与他人保持一致。他们的神经系统可能会"易激动"，尤其是在不熟悉的环境中。他们能感受到他人的悲伤和痛苦，并且很难放下当下的忧虑。他们难以带着问题入睡，需要感到安定和平静才能安然入睡。

相比之下，马提尼睡眠者却可以"睡在问题上"！他们可以随时随地睡觉——这是20世纪70年代马提尼广告中著名的标语。马提尼睡眠者不理解有关睡眠的所有大惊小怪——你睡就好了，不是吗？然而，他们可能会面临睡过头（参见第22页）或嗜睡症的困扰，然后醒来时感觉迟钝且没有动力。

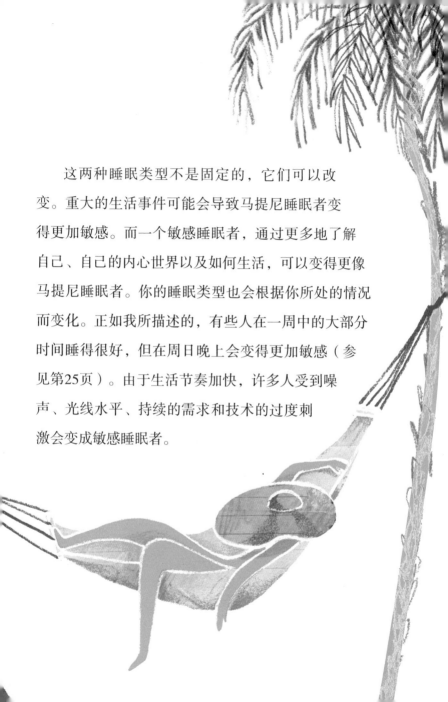

这两种睡眠类型不是固定的，它们可以改变。重大的生活事件可能会导致马提尼睡眠者变得更加敏感。而一个敏感睡眠者，通过更多地了解自己、自己的内心世界以及如何生活，可以变得更像马提尼睡眠者。你的睡眠类型也会根据你所处的情况而变化。正如我所描述的，有些人在一周中的大部分时间睡得很好，但在周日晚上会变得更加敏感（参见第25页）。由于生活节奏加快，许多人受到噪声、光线水平、持续的需求和技术的过度刺激会变成敏感睡眠者。

阿育吠陀观点

阿育吠陀（参见第21页）与传统中医（参见第17页）一样，相信每个人都是独一无二的，睡眠问题没有"一刀切"的解决方案。根据阿育吠陀的观点，每个人都是由三种主要能量或能量的独特组合组成，这赋予了每个人独特的生理和心理。

三种主要能量的相关介绍如下。

● 瓦塔（Vata）：与运动相关的"气"能量——心跳、循环、呼吸、眨眼等。

● 皮塔（Pitta）：与消化、吸收、营养和体温等代谢系统有关的"火"能量。

● 卡法（Kapha）：与身体生长有关的"水"能量。它维持体内水分平衡，滋润皮肤并维持免疫系统。

能量的不平衡不仅会导致身体出现疾病，还会导致睡眠遇到障碍。

瓦塔	想太多，无法入睡或无法保持睡眠状态，感到疲倦但兴奋，担心当天发生的事件，无法停止思考，睡眠浅且不安，醒来时会感到疲倦
皮塔	入睡没问题，但醒来时有问题。凌晨时分无法入睡。正在经历压力和情感创伤的人很容易有此倾向
卡法	睡过头或嗜睡。患者的睡眠时间长且睡眠程度深，但醒来时仍感到精疲力竭。嗜睡和迟钝会持续一整天

适合你的睡眠类型

- 瓦塔：避免晚间过度的精神刺激。定期放松很重要。争取早点上床睡觉——晚上9点半左右——让你的思绪平静下来。努力放下，平静瓦塔元素。

- 皮塔：保持卧室凉爽。在枕头上喷洒桉树油。避免在睡前进行剧烈运动。晚上避免吃过度辛辣的食物，并尽量减少咖啡因和酒精的摄入量。

- 卡法：早起——最好在早上6点之前起床。设置一个闹钟（如有必要，可以设置多个闹钟）并将其放在卧室的另一个地方，这样你就必须起床才能将其关闭。早上进行适当运动是有好处的。白天保持活跃，避免久坐。晚上吃得清淡，避免吃富含碳水化合物的食物。

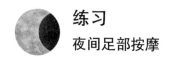

练习
夜间足部按摩

据说足部按摩可以平衡能量，因此我们所有人都可以从中受益，即使是与"水"相关的、马提尼式的卡法能量类型睡眠者。在脚底上擦油的简单动作——尤其是在睡前——可以平静瓦塔元素，这确实可以帮助人们的思绪平静下来，让急躁的情绪放缓。

1　为你的足部按摩营造一个舒适的氛围：点燃蜡烛或播放一些轻松的音乐。

2　加热少量按摩油（最好是椰子油），然后开始用拇指打圈，慢慢按摩脚底。持续这样按摩10分钟，或直到所有油脂都被皮肤吸收。慢慢来，享受照顾身体最容易被忽视的部位的感觉。在进行按摩时唤起充满爱的思绪——让按摩成为一种冥想。

3　完成后，穿上保暖的棉袜，上床，准备像婴儿一样入睡。

从紧张到安全

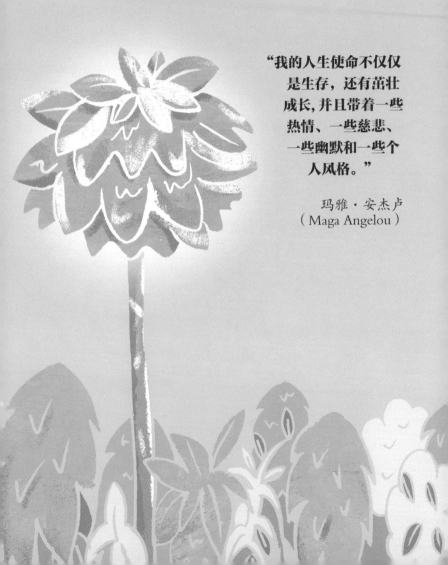

"我的人生使命不仅仅是生存，还有茁壮成长，并且带着一些热情、一些慈悲、一些幽默和一些个人风格。"

玛雅·安杰卢
（Maga Angelou）

当你的神经系统紧张时

今天早上你醒来时感觉如何？你是否带着微笑醒来，期待新的一天？或者你的思绪在飞速运转，想着所有不得不做的事、应该做的事、必须做的事？

你是否一醒来就拿起手机查看信息？你的胃是不是痉挛了？你是否不吃早餐而代之以一杯茶或咖啡？世界瞬息万变，很多人都活在生存模式中，不断活在未来，无法品味和享受当下。

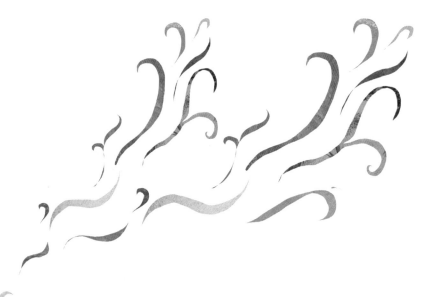

了解你的神经系统

我们的神经系统是为生存和安全而巧妙地设计的。它能根据我们的需要，帮助我们生存和对抗威胁，或者茁壮成长并快乐而平静地生活，这取决于我们的外部世界正在发生什么。

自主神经系统具有两个分支——所谓的"战斗"或"逃跑"神经系统，即交感神经系统（SNS）和副交感神经系统（PNS）。它使我们能够休息、修复、疗愈和睡眠。如果我们对生活感到焦虑、恐惧和怀疑，我们就会倾向于生活在交感神经系统中。但如果我们感到安全、平和和快乐，那么我们就生活在我们的副交感神经系统中……我们会睡得很沉，以恢复体力。

换句话说，如果我们在生存模式下运行，就不可能睡得好。这是我们自古以来作为狩猎采集者生活在荒野中的一种生理适应行为，其在当今世界可能没有那么有用。

感到安全，深度睡眠

当我们的心智、身体、神经系统感到安全时，我们就会体验到自然睡眠。但安全感意味着什么？它意味着无论生活中发生什么，我们内心深处都会感到稳定和笃定。我们很容易觉得我们的世界根本不安全，如果我们不断地强化这种信念，用相关信息轰炸我们的大脑，那么我们晚上睡不着也就不足为奇了。

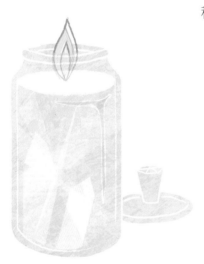

所以，重返深度睡眠的旅程就是让自己去创造一个安全的内在核心，并选择有助于安抚神经系统的生活方式。如果你一直在生存模式下运行，那么请重新校准并切换回安全模式。

获得安全感的步骤

获得安全感的第一步是调整呼吸。我们每天平均呼吸20000～25000次，而我们的大部分呼吸都是无意识地驱动的。通常，如果我们生活在生存模式下，我们的呼吸就会变得浅而低效。实际上，不良的呼吸方式可能会让我们感到压力更大，肾上腺素水平更高，这会导致颈部和肩膀紧绷，从而引发头痛和失眠。

呼吸方式也会影响交感神经系统或副交感神经系统的活跃状态。如果你感到焦虑并且从胸部又快又浅地呼吸，那么你的交感神经系统非常活跃。如果你能放松下来并从腹部缓慢而深长地呼吸，那么你将激活穿过隔膜的迷走神经并激活副交感神经系统。

换句话说，你确实可以通过呼吸进入生存或安全模式。如果你想改变与睡眠的关系，你就需要从一些小步骤开始。觉察是承担责任的第一步……当我们承担责任时，我们可能会做出不同的选择。

练习
呼吸觉察

1　放下这本书，觉察自己的呼吸。你在阅读时是否屏住呼吸，或者你在阅读有关呼吸的内容后是否能有意识地专注于呼吸？

2　将左手放在心脏上方，将右手放在肚脐上方。注意你的手如何随着呼吸而动。这就是你所要做的。不要试图改变你的呼吸，让它自然地发生，你只要呼吸即可。

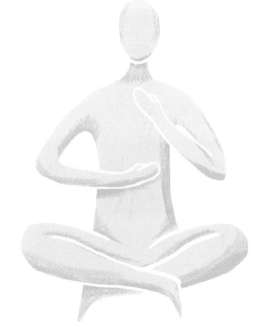

10个优质睡眠技巧

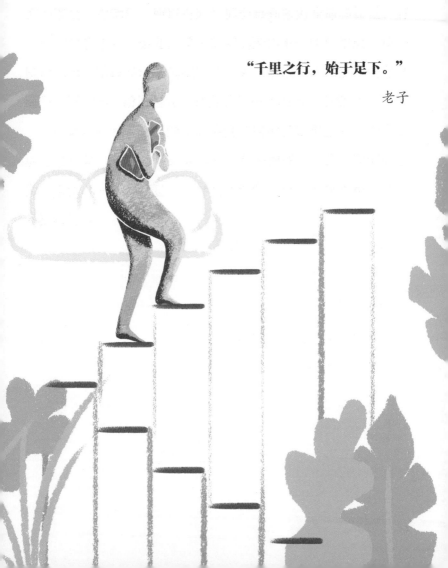

"千里之行，始于足下。"

老子

久经考验的技巧

我将分享10个技巧，这些技巧将对你的睡眠方式产生重大影响。我不仅在我辅导过的数千人身上进行了尝试和测试，而且在我自己身上也进行了尝试和测试，从而学到了这些东西，它们确实有效。从今天开始做这些事情——即使你正在服用安眠药（不要突然停药）——它们会在7～10天内发挥作用。在理想情况下，坚持21～28天可以养成终生习惯。

1. 在起床后30分钟内进食。

2. 减少咖啡因的摄入量。

3. 喝大量的水。

4. 早点入睡。

5. 停止监测睡眠。

6. 远离电子产品。

7. 将你的卧室打造成庇护所。

8. 锻炼身体。

9. 学会放下。

10. 与大自然连接。

1　在起床后30分钟内进食

如果你醒来后神经系统处于生存模式，早餐就显得尤为重要。即使是一顿简单的早餐，例如只吃八颗杏仁和两颗枣，也足以启动你的新陈代谢并稳定血糖水平。起床后30分钟内进食会阻止你的身体进入生存模式，并将其切换到安全模式。

随着时间的推移，你的新陈代谢会做出反应，你醒来后会感到饥饿。然后，你可以慢慢增加早餐的量，并在早餐的选择上变得更有创意。请尝试如下食物。

- 一种奶昔，由燕麦、椰子奶或杏仁奶、奇亚籽、水果、蛋白粉或杏仁粉制成。

- 一片涂有坚果酱的吐司。

- 一小把坚果和一块水果。

- 一个煮鸡蛋。

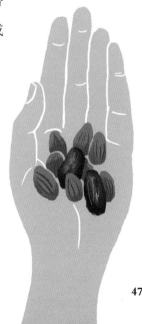

2 减少咖啡因的摄入量

咖啡因会模仿肾上腺素的作用，让你保持"连线状态"并陷入生存模式，从而关闭副交感神经系统（参见第41页）和睡眠系统。

如果你确实难以入睡，那么你的目标应设定为每天摄入的咖啡因少于300毫克，或者完全不摄入咖啡因。要知道，一杯速溶咖啡约含有80毫克咖啡因。

咖啡因的半衰期（血液中咖啡因水平下降50%所需的时间）为5小时。这意味着，如果你在下午5点喝一杯咖啡或茶，在晚上10点时，你的体内仍然会残留一半的量，因此最好在下午3点之后避免饮用。

许多陷入生存模式的人发现进食困难，需要喝咖啡才能继续生存。你可以通过吃少量早餐（参见第47页的建议）并避免在饭前摄入咖啡因来打破这种疲劳循环。

3 喝大量的水

　　人体中有70%～80%的水，我们需要充足的水分才能使睡眠发挥最佳的生物和化学功能。脱水会使你在夜间醒来，并且实际上会加剧盗汗。在理想情况下，你每天应该喝1.5～2升水，可以喝花草茶、稀释的南瓜汁和果汁，但不包括酒精或含咖啡因的饮料（会使你流失更多水分）。养成随身携带一瓶水并全天补水的习惯。可尝试在水中添加新鲜的香草、姜或水果来增强味道。

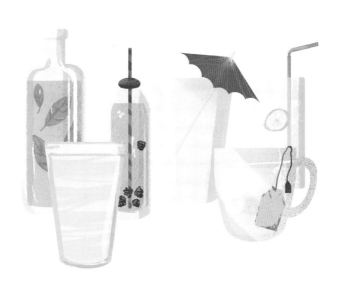

4 早点入睡

让自己有时间休息并恢复精力很重要。请记住，根据中医的理论（参见第17页），午夜前的几小时是消除一天压力、降低肾上腺素水平、重新平衡免疫系统并做好睡眠准备的最佳时间。

在晚上9点到9点半之间开始准备休息和放松。你不必躺在床上睡着，但要避免接触科技产品、过度刺激和看新闻。相反，你可以阅读一些令人放松和振奋的内容。如果可能的话，请避免进行有压力的谈话。进行这些准备的目的是让你进入"安全区"，感到平和、安静以进入深度睡眠的状态。

如果你在每周的四个晚上都能这样做，你就会注意到你的健康和精力水平正在发生变化。

5 **停止监测睡眠**

夜间醒来是完全正常的。过分关注自己起床的时间或计算自己可能睡了多久或失眠多久是不正常且无益的。为了帮助你正确认识这个问题，请将时钟转向远离床的方向，并在你半夜醒来时尽量不要查看时间。

如果你使用设备或手机应用程序来监测睡眠，请记住，这可能会让你感到更加焦虑和担心，并且此类工具并不完全准确。有一个简单的指导原则——如果监测睡眠让你感到担忧，那么请停止这样做。

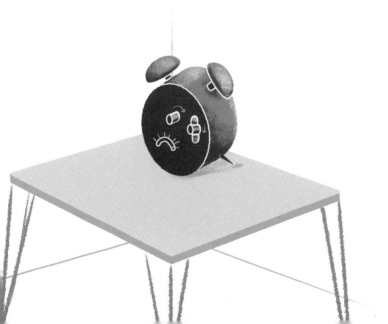

6 远离电子产品

在上床睡觉前一小时创建一个"电子日落"并退出。不要将手机放在卧室或躺在床上。如果你在夜间醒来（请记住这是正常现象，参见第16页），请不要查看手机，也绝对不要查看电子邮件。

白天远离科技产品并定时休息（最好每隔90分钟左右休息几分钟）也很重要。它可以让你的神经系统稳定下来，让大脑能够进行重要的处理活动，这将帮助你在晚上睡得更深，因为这样大脑要做的归档工作更少。

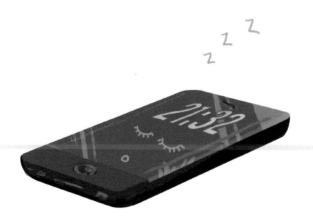

7 将你的卧室打造成庇护所

站在卧室里，深呼吸，让自己用心感受。

问问自己：感觉如何？闻起来怎么样？是整洁还是凌乱，是舒适还是不够温馨？你爱你的床吗？你的床垫舒服吗？你的卧室让你感到平静和温暖吗？它能帮助你在一天的最后时刻放松吗？它让你感到安全还是不安、焦虑或紧张？

你的卧室应该是一片平静安宁的绿洲，这意味着要密切关注视觉、声音和气味。将你的卧室变成庇护所，可以按以下清单来做。

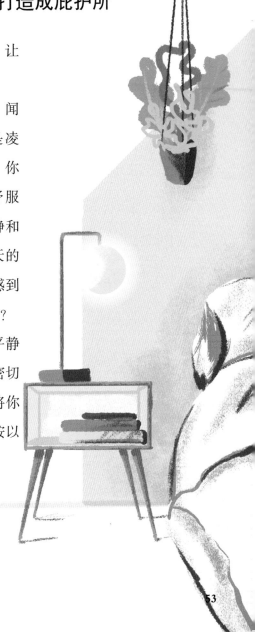

- 选择具有柔和、轻松颜色的床单和窗帘。

- 如果你当前的床垫已使用七年以上，请考虑购买一张新床垫。

- 把对你来说具有特别意义的物品放在床头柜上。

- 喷洒放松精油，例如薰衣草、依兰和洋甘菊精油，可以在睡觉前将其直接喷在床上用品上。

- 使用风扇或白噪音让你入睡并隔绝噪声。

- 不要把手机或任何电子设备以及充电器放在卧室里。

- 保持卧室凉爽且通风良好。在理想情况下，你大脑的温度应该比你身体的温度低一点，以帮助你拥有良好的睡眠。

- 安装可调节的照明设备。

8 锻炼身体

身体运动可以帮助我们产生化学物质——腺苷，从而促进睡意并使褪黑激素更有效地发挥作用。

你不必进行大量剧烈的活动，而代之以起身走动，全天每隔1小时左右走动一次为益。

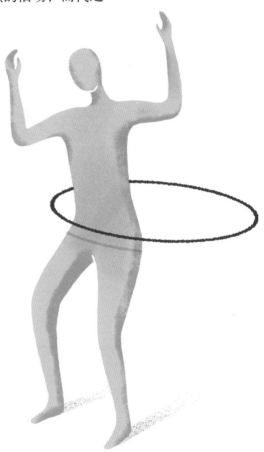

以下是一些将定期运动融入日常生活的小方法。

- 双脚分开与髋部同宽站立。收腹，站直，肩膀向下和向后转动，深呼吸。张开双臂，向天空伸展。

- 坐下来，身体前倾，越过膝盖，伸展下背部和肩膀，让手臂和双手悬垂。

- 尽可能张大你的嘴，向外哈气，同时伸出你的舌头。睁大眼睛，眼球在眼框内顺时针和逆时针转动。

- 真正动起来，可以买一些健身球或呼啦圈，并使用它们！

- 你在白天照顾身体、与身体同在的时间越多，你就越容易在晚上进入深度睡眠状态。

9 学会放下

如果你能在上床睡觉之前放下一天的烦恼，睡眠就会变得更加轻松。

总会有一些未完成的事情——例如，与你的青春期的孩子之间未解决的冲突或对年迈父母的担心——但当你把头放在枕头上时，你需要能够暂时放下这一切并开始接受身心恢复。

以下是一些可以帮助你放下这一天疲劳的方法。

- 在下班之前或至少在上床睡觉之前写下一份清单。不要整晚都把它记在心里，因为这会让你凌晨2点在恐慌和担忧的状态中醒来。

- 在床头柜上放一个笔记本，以防你半夜醒来想起必须做的事情。

- 将问题写在日记中，将其从头脑中释放出来。

- 花一些时间坐下来冥想，使用第58页的两步克谢帕纳手势，将担忧从你身上引开。

1　手指交叉，然后伸出食指，使它们并拢并指向上方，将双手放在胸前或举到头顶上方，将双臂伸直。

2　闭上眼睛或将注意力集中在前方固定的点上，保持手势3～5分钟，同时做腹式深呼吸。

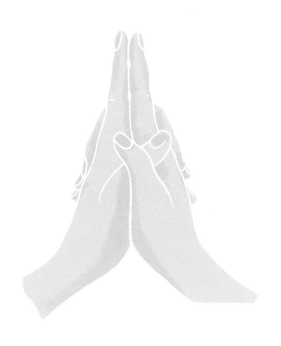

10 与大自然连接

研究表明，走进大自然，最好是去绿色的地方或靠近水和树木的地方，这有助于恢复体内血清素、催产素和褪黑激素的平衡，这些激素对你的情绪、健康和睡眠至关重要。

要恢复你与大地的连接，请尝试此练习。如果你在晚上睡觉前这样做，效果会特别好，尽管随后你可能需要洗脚！

1 赤脚站立，双脚分开，与髋部同宽，站在一块潮湿的泥土地、草地或沙地上。如果地面干燥，请将水罐或喷壶装满水，然后站在那里，将水倒在脚上。

2 稍微弯曲膝盖以放松膝盖，感受双脚在地面上的伸展情况。抬起脚趾，再将其放回原处。

3 深呼吸，呼气时将气息送入腹部，然后通过脚底"呼出"。想象一下你正在从脚底（根部）呼吸。用你的呼吸将根扎得更深，深入大地深处。想象那些根变得坚固而厚实。你可以给它们赋予一种颜色。

4 当你吸气时，想象一下通过这些根部将疗愈能量吸入身体。想象一下这种疗愈能量可以冲走一天中的炽热能量以及任何在你的身体里滞留的或陈旧的能量。通过根部将这些负能量送出你的身体。

5 如果你感觉舒适，那么你可以在练习中添加一些小动作，例如，抖动或摇摆，同时保持双脚牢牢扎根于地面并踩实，或者只是保持静止并坚持3～5分钟。

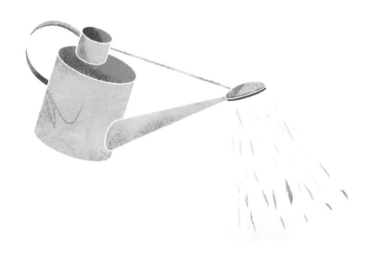

感受你的睡眠方式

"身体是生命海洋的海岸。"

佚名（Anonymous）

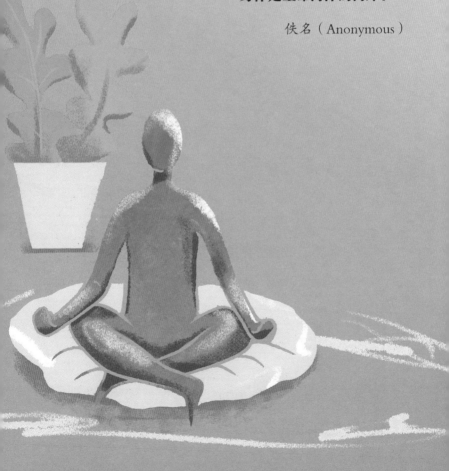

睡眠是一种感觉体验

我们把太多的时间花在使用大脑上。因此，毫不奇怪，当我们上床睡觉时，我们仍然在思考刚刚度过的这一天，我们应该或不应该说什么或做什么，以及我们在第二天需要说什么或做什么。我们已不在自己的身体里。

有些人甚至在晚上上床睡觉时身体会感到不舒服。他们一开始会昏昏欲睡，但会在刚刚入睡时被震动惊醒，这可能会导致其睡眠质量下降。这让人相当震惊。这种情况被称为入睡前抽动。

那么，我们如何才能以一种安全、舒缓的方式让自己回到身体里呢？首先，进行本章中的练习。

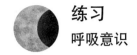

练习
呼吸意识

　　每天至少做一次这个练习。在理想情况下，醒来后立即做，白天做几次，晚上入睡前做几次。每次都要做5～10分钟，只需将注意力集中在呼吸上即可。请注意，这就是你所要做的。如果你在夜间醒来，请尝试这样做。这是一种轻松地让自己进入休息状态的简单的方法。

1　舒适地坐在椅子上或盘腿坐在地板上，闭上眼睛。

2　留意你所注意到的一切——你周围的声音、你身体的感觉、你脑海中飘过的想法、你的呼吸。只要做任何你想做的事即可。不要试图改变，只要遵循自己的节奏即可。

3　现在，标记你的呼吸。当你吸气时，静静地、轻柔地低语："吸气。"当你呼气时，轻声说："呼出。"你内心的声音应该温柔而甜美，就像在哄婴儿睡觉一样。

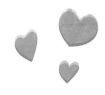

4　像这样做5～10分钟，让这些柔和的内心低语跟随你的呼吸。

你练习呼吸觉察越多，它就越会成为你存在方式的一部分。最终，你甚至可能不需要有意识地觉知你的呼吸——它会自然而有效地发生。此时，你会自然地开始体验自然睡眠。

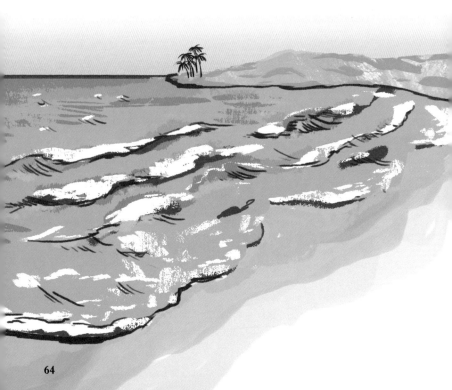

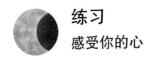

练习

感受你的心

忙碌了一天后，回到身体最有效的方法之一就是感受内心的力量，当你出现感激之情时，这种力量会变得更加强大。

1 在安静的空间里坐下或躺下。脑海中浮现一个你所爱的人的形象——一个让你非常感激的人。他很可能是你今天遇到的人，也可能是你已经有一段时间没见过的人，甚至是已经去世的人。

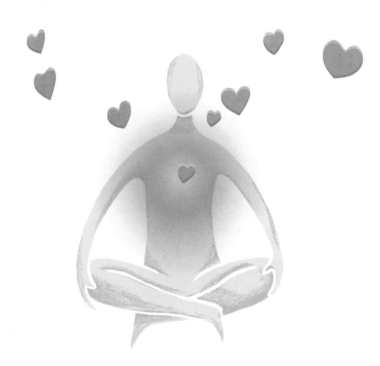

2　想象他站在你面前，你看着他的眼睛说："谢谢你，我爱你，谢谢你出现在我的生命中。"

3　当你感受到对他的爱和感激之情时，将这种感觉"吸入"你的心中。想象一束美丽的光从你的心中升起，赋予它一个颜色。你会看到光束越来越大、越来越亮，直到充满你的整个胸部区域，然后充满你的整个身体。

4　将慈爱之光发送给你正在思念的人。你可能想进一步扩展这些光束并将其发送给你所爱的每个人。或者你可以将它发送给那些你不爱的人、那些给你带来不快乐或压力的人——他们也会特别受益于你的慈爱之光。

5　将你的慈爱之光发送给整个世界。想象一下它环绕地球，为所有人带来爱和疗愈，最后，在从你心中发出的美丽光束中休息。

练习
简单的瑜伽休息术

瑜伽休息术可以深度补充能量和恢复活力。你可以在下午做这项练习10~15分钟，或者按照以下顺序进入深度的自然睡眠。

1 躺在地板或床上，放松。让自己得到来自地板或床垫深深的支持。觉察呼吸，意识跟随呼吸进出。

2 感受你的内心，并在其中找到一个安全的空间：你可以想想你感激的人，或者想象向在生活中让你感到安全和保护你的人表达爱。

3 更深入地了解你内心最深处的渴望。你的内心真正渴望什么？创建一个意念——确认你内心的渴望。用积极的表达讲出来，就好像它已经发生了一样，例如，"我过着轻松而平静的生活，我很放松。"或"我很安全，我的世界里一切都很好。"

4　让你的意识贯穿你的身体。留意那些紧绷的区域，并向该区域吸气以放松紧绷的感觉。让意识专注于你的脸部——眉心、脸颊和下巴。放松你的舌头，放松你的肩膀，放松并软化你的腹部。

5　留意你的呼吸。注意呼吸自然进出的节奏。当你呼气时，想象一股波浪向下穿过你的身体，将紧张、恐惧、忧愁和焦虑从你的脚底排出。把它们发送到大地上。当你吸气时，想象一股新鲜的波浪向上流过你的整个身体，给你身体的每一个组织、肌肉和细胞带来平和、安宁和安全的感觉。你会拥有深深的平静和安全感。

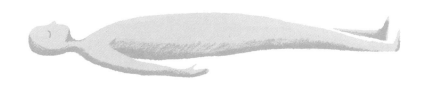

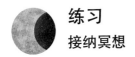

练习
接纳冥想

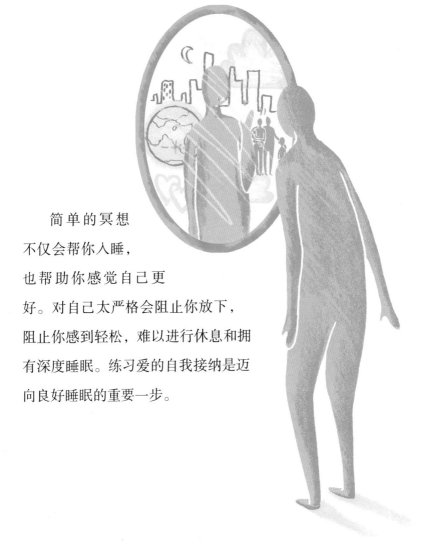

简单的冥想不仅会帮你入睡，也帮助你感觉自己更好。对自己太严格会阻止你放下，阻止你感到轻松，难以进行休息和拥有深度睡眠。练习爱的自我接纳是迈向良好睡眠的重要一步。

1　躺在床上放松。享受被支撑的感觉，闻一闻床单的气味。

2　闭上眼睛，将注意力集中在呼吸上。注意呼吸的自然节奏。

3　将注意力集中到脚上，说：

　　"我爱我的右脚。我爱我的脚趾。

　　我爱我的右脚背。我爱我的右脚踝。

　　我爱我的右脚上部。

　　我爱我的左脚……"

4　继续沿着你的身体向上前行，承认你对自己身体每一部分的爱。非常缓慢且轻柔地进行这个练习，就像在对婴儿说话一样。不要着急。如果你睡着了又醒来，那么就再回到双脚，重新开始练习。

进入深度睡眠

"睡觉是一种信仰的行为。"

芭芭拉·格里祖蒂·哈里森（Barbara Grizzuti Harrison）

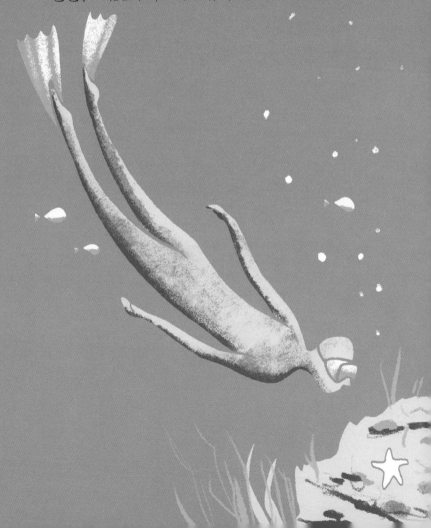

感觉良好，睡得很沉

当我们做真正在意的事情时，例如，读书或为我们所爱的人腾出时间，我们会分泌一种感觉良好的荷尔蒙混合物，例如，催产素和血清素。这些荷尔蒙混合物使我们能够产生信仰并信任生活，能让我们感到安全。当我们感到安全时，就会睡得很沉。

以下是一些提高催产素水平的简单但有效的方法。

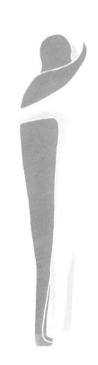

- 表达你的感受。

- 按摩一下。

- 拥抱某人。

- 抚摸你的宠物。

- 为某人做一些善事。

- 祈祷。

专注于你在意的事情

当生活平静时，专注于你在意的事情相对容易，但当生活充满挑战时，就不那么容易了。然而，这是你最需要与你在意的事物连接的时候。它可以很简单，比如花5分钟坐下来做白日梦，同时喝你最喜欢的杯子里的茶，或者播放你最喜欢的音乐并跟着旋律跳舞，就好像没有人在看一样。

尝试每天做一些你在意的事情——无论多小。请注意，当你感到冲动，想不假思索地拿起手机上网时，就在这一刻转而去做你在意的事情。

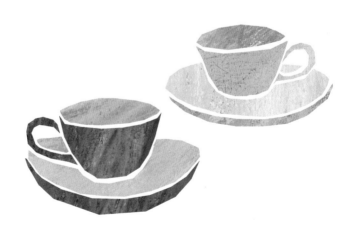

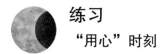

练习
"用心"时刻

一天中你"用心"的时刻越多，晚上你就会睡得越沉。可以通过这个练习来认识并有意识地拥抱这些时刻。

1　找一个安静的空间点燃蜡烛。在你身边准备一个笔记本和一支笔。

2　安静地坐着，闭上眼睛，进入状态。回想一下你感觉最好、最快乐和最无忧无虑的时候（这并不需要持续很长时间，可能只是片刻），你在做什么？

3　回到你的记忆中，尽可能多地捕捉这些时刻，把它们写在你的笔记本上。

4　承诺尽可能多地把这些小事带回到你的生活中。你什么时候会做呢？你将如何让它们变得势在必行？请制订一个计划。

梦的日记

我们的梦可以包含对我们真正在意和渴望的事物的洞察。在床头柜上放一个日记本和一支笔，早上醒来后，请立即记录你的梦，以意识流的形式来记录。只要写下你在梦中回忆起的任何东西，你就会变得能够更加熟练地捕捉它们并理解它们的含义。你当时可能不理解它们，但当天晚些时候发生的一次偶然事件或谈话可能会触发一个洞察，让你的思路更加清晰。

当我们开始追梦时，生活就会发生深刻的变化，带来更多的机会，使我们更能够承担风险或实现信念的飞跃，同时也会获得更深刻的认知和内在指导。

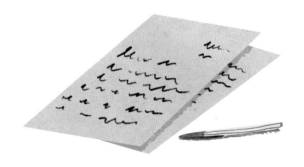

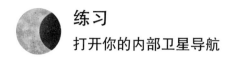

练习

打开你的内部卫星导航

每个人都有一个内部指南系统，可以帮助做出更有力的选择，引导前往正确的方向。我称其为你的内部卫星导航。它由你的价值观组成——那些对你来说最重要并指导你在日常生活中进行最小选择的内在特质。

留出一些不间断的时间来进行这个练习，并在手边准备一个笔记本和一支笔来记录你的洞察。

1　写下描述你想要如何生活的关键词。

2　在接下来的21天里，每天多次定时与这些关键词连接。注意它们如何开始指导你的选择。

3　注意你开始对什么说"是"和"不"。留意你的睡眠发生了什么变化。

睡眠与生活

"我爱睡觉。你知道吗，当我醒着的时候，我的生活很容易崩溃。"

欧内斯特·海明威（Ernest Hemingway）

适应生活的变化

就像暴风雨中被打弯的树枝一样，有时我们必须适应和弯曲以满足生活中不断变化的要求。没有什么是一成不变的——我们在不断成长和更新——我们与睡眠的关系也可以反映这一点。

随着年龄的增长、生理机能的变化、外部生活环境的变化，我们也会发生变化。关键是保持正念并遵从自己的内心，深入倾听我们的身体及其不同的需求，以便能够随着变化而行动……并能继续在晚上安宁地入睡。

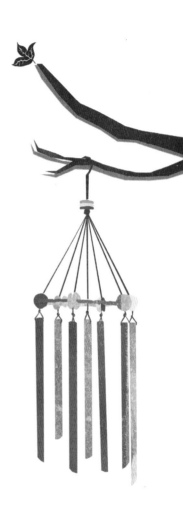

怀孕期间的睡眠

在怀孕期间，你的生理机能会发生变化并适应宝宝的发育状态。荷尔蒙的变化、恶心、疲劳、胃灼热、情绪变化和焦虑都会影响你的睡眠，尤其是在妊娠晚期，身体不适可能会让你焦躁不安。你的睡眠模式开始适应宝宝的睡眠模式。你可能会更频繁地醒来，睡得更浅。你甚至可能会做更生动和超现实的梦。

阿育吠陀医学强调，这些变化对于发育中的婴儿至关重要，并且可以通过保持尽可能纯净和良好的生活方式来最大限度地减少不适。这意味着要保持良好的睡眠习惯、定期锻炼、少食多餐、避免暴饮暴食、少摄入精制糖和咖啡因，并喝足够多的水。

关注宝宝的休息——活动周期是了解你何时应该活动或休息的最佳指南。这是练习小睡的理想时间。如果你无法入睡，那么请将重点放在休息上。

孕妇比未怀孕的女性更能应对睡眠的变化。妊娠激素水平上升，尤其是催产素，其会增强你对所有这些变化的适应能力，使你对身体正在经历的惊人过程更加乐观和自信。

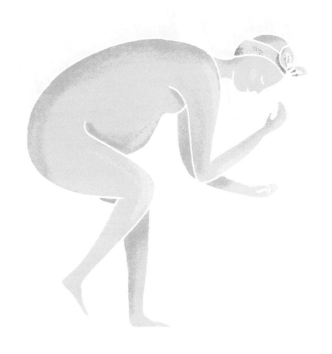

　　怀孕会带来一些常见的担忧：我将如何应对分娩？我会和我的宝宝建立亲密关系吗？我知道该怎么做吗？我们必须记住，几个世纪以来，我们的DNA中都蕴藏着令人惊叹的母性能力，它连接着大地母亲，吸入信任并呼出恐惧。

睡眠和你的孩子

孩子需要感到安全才能入睡。他们丰富的想象力可以将白天发生的事情变成可怕的怪物，要么让他们无法入睡，要么让他们在夜间突然做噩梦和惊醒。有些孩子可能会在晚上磨牙，这可能与无法表达自己感受到的挫败感有关。

有些孩子天生睡眠质量好，但有些孩子却很敏感。大多数孩子处于这两个极端之间。让他们养成良好的习惯很重要。

鼓励孩子尽可能多地表达自己，谈论他们担心的事情，甚至将其写下来或画出来也很重要。关键是要把它表达出来，这样心事就不会进入孩子的睡眠。在理想情况下，鼓励你的孩子在白天谈论担心的事情，而不是晚上上了床再讨论，你可能会发现这正是他们想要说的话。

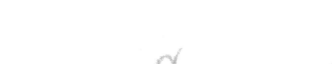

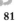

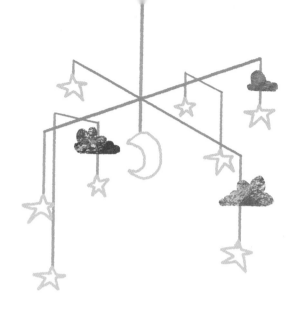

练习
完美的睡前故事

1 让你的孩子在床上感到舒适，然后让他们尽可能多地回忆当天发生的美好事情。

2 他们可能需要一些初步提示。你可以帮助他们专注于真正的小事情，而不是试图寻找大事情，例如，阳光明媚的天气，或者朋友或老师对他们说的话。即使在看似消极的情况下，也要尝试帮助他们找到一线希望。

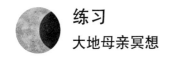

练习
大地母亲冥想

这是一项美妙的练习，可以增强你内心深处的信任感，如果你怀孕了，那么其还可以加强你和宝宝之间的连接。如果你晚上无法入睡，这个练习会特别有用。

1　坐着或躺着，使用枕头、抱枕或垫子，以获得真正的舒适感。如果你愿意，可以点燃蜡烛并播放你最喜欢的舒缓音乐。

2　闭上眼睛，以自然节奏呼吸。

3　在呼气时，想象一下你将根扎于大地母亲的中心。想象一下那些根，给它们赋予一种颜色，使它们强壮而厚实。

4　在吸气时，想象通过这些根吸收美丽的大地母亲的一束光——给它赋予任何你选择的颜色。想象这束光进入你的身体并充盈你的每一个部分，看到这束光包围着你（或你和宝宝）。要知道，这束光把你放在一个保护性的气泡中，让你身体的每一个细胞都充满古老的母性智慧。

睡眠与更年期

在更年期，女性经常会出现荷尔蒙失衡的情况，从而导致出现不愉快的症状，例如，潮热和失眠。通过关注自我保健并借助传统中医和阿育吠陀的支持，可以更轻松地度过这个人生阶段。

中药和针灸可以提供温和的支持，且副作用较小。请寻找一位能够为你提供个性化治疗的中医大夫。

在阿育吠陀的理论中，更年期是生命从皮塔（以火热、行动为主）阶段向瓦塔（缓慢、温和）阶段的转变。专注于选择更友善的生活方式，例如让自己休息，吃正确的食物，避免食用会加剧荷尔蒙失衡的皮塔食物（如辣椒、咖啡因和酒精），并用小豆蔻和茴香等具有镇定作用的香料烹饪。

关注你的身体和心灵的需要。宠爱自己，使用清凉香薰油，如薄荷精油，避免夜间过热并计划你的小睡时间！定期与大地母亲连接（参见第83页）并提醒自己，你的身体是明智的，并且拥有驾驭这一生命阶段所需的所有智慧。

共享睡眠空间

　　与另一个人共享睡眠空间是建立亲密关系最令人愉快的方式之一，但这也可能是最令人沮丧的方式之一。许多人都在挣扎，因为当他们躺在某人旁边时，他们根本无法入睡——特别是如果你们中的一个人是"敏感睡眠者"，另一个人是"马提尼睡眠者"（参见第32页）。

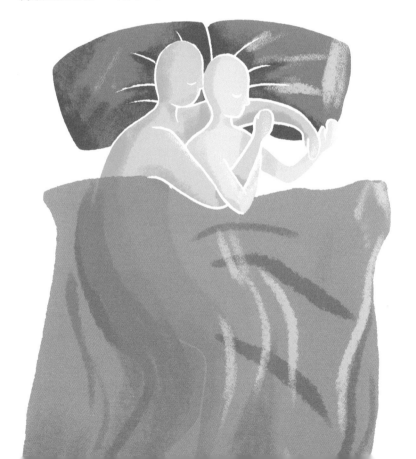

以下几点可能有助于缓解你和伴侣的处境。

- 在卧室里放一张较大的床,床要经过精心设计,这样你的伴侣的动作就不会打扰你。

- 每七年左右更换一次床垫,因为它会慢慢失去弹性和支撑性能。

- 白噪声或至少房间里的风扇可以起到降低打鼾等噪声干扰的作用。

- 增加饮水量并减少酒精摄入量。

- 定期锻炼以调节呼吸道并保持健康的体重。

- 根据疲劳程度和第二天的事项安排,计划何时一起睡以及何时分开睡。

旅行和时差

当你乘坐飞机、火车或汽车旅行时，你的身体的移动速度比自然预期的速度要快。高速旅行会给你的身心带来一种不踏实、疏离的感觉。它还会扰乱你的日常生活并可能影响跨越时区的你。所有这些都会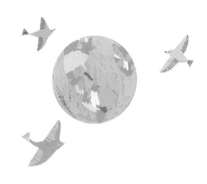增加瓦塔能量（参见第35页），使你容易脱水、失眠、消化迟缓、迷失方向和出现时差反应。

以下是一些应对旅行时出现时差反应的建议。

● 保持水分充足，避免摄入咖啡因和酒精。

● 吃得清淡一点。如果你在飞机上不想吃饭，那么请在桌子上放上"请勿打扰"的牌子。

● 如果你需要工作，那么完成后请把笔记本电脑和文件收起来，选择一些不错的机上娱乐节目、听音乐或读书。不要开着电影打瞌睡。如果你累了，请关掉电影并准备休息。

● 定时站起来活动。

● 使用香薰油（薰衣草精油可以帮助你休息，桉树精油可以帮你缓解急促的呼吸）。

● 在飞机起飞和降落时尝试进行深根冥想。闭上眼睛，深呼吸。专注于以自然节奏呼吸。当你呼气时，想象你向下扎根，一直延伸到地球的中心，并固定在地核上。

● 使用眼罩和耳塞。

● 以下是对你在抵达后的一些提示。

● 推迟小睡的时间，直到到达睡觉时间为止。与目的地时区同步。

● 清淡饮食并补充水分。

● 尽可能多地活动，最好是在大自然中活动。

● 避免服用任何有助于睡眠的药物。把重点放在休息上而不是睡觉上。

总　　结

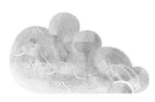

在本书写作的过程中发生了一件相当神奇的事情——我从来没有睡得这么沉。

我每天晚上醒来，都会听到鸟儿的歌声——通常是凌晨3点左右——然后毫不费力地回到睡眠状态。我喜欢在清晨醒来，因为我知道我会很容易重新入睡，我只想在再次进入梦境之前品尝那几秒钟的美妙。

嫉妒吗？别这样。但情况并非总是如此。我曾经被告知，"你总会有睡眠问题。这似乎是你家族的遗传问题"。我的家族也存在一种深深缺乏根基和安全感的问题，而这才是我真正的工作内容所在。我的疗愈之旅花了几十年的时间，它终于给我带来了我需要和渴望的自然睡眠。也许你的睡眠调节旅程并不需要花那么长的时间。我学到了很多东西，很荣幸能与你们分享这些东西。

我们的睡眠变得如此不自然并需要就医。是时候改变这一切了。

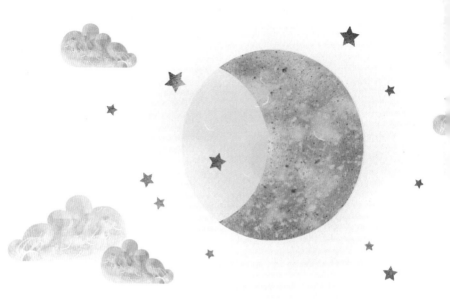

　　我相信我们的身体拥有深度睡眠所需的一切能力，我们只需要知道如何触发它。我最大的心愿就是让这本小册子向你展示如何激活这种与生俱来的能力，帮助你获得应有的自然睡眠。它就在你的内心……是时候重新拥有它了。

　　深深的祝福送给你！

内里娜·拉姆拉罕

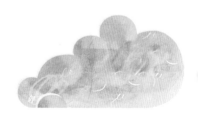